DE LA RÉTROVERSION

ET

DE LA RÉTROFLEXION

DE L'UTÉRUS GRAVIDE

ENVISAGÉES AU POINT DE VUE DU PRONOSTIC & DU TRAITEMENT,

PAR

LE Dr V. FAUCON,

Professeur suppléant à la Faculté libre de médecine de Lille.

LILLE,

AU BUREAU DU *JOURNAL DES SCIENCES MÉDICALES*,

65, RUE DU PORT.

1885.

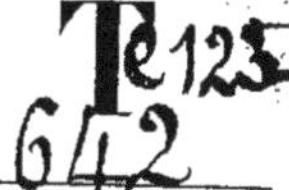

DE LA RÉTROVERSION & DE LA RÉTROFLEXION

DE L'UTÉRUS GRAVIDE,

ENVISAGÉES AU POINT DE VUE DU PRONOSTIC ET DU TRAITEMENT,

Par le Dr V. FAUCON,

Professeur suppléant à la Faculté libre de Médecine de Lille.

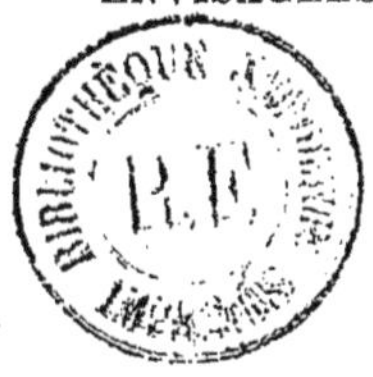

L'utérus, en raison de la mobilité dont il jouit, est susceptible de différents déplacements, soit dans le sens vertical, soit dans le sens horizontal. Envisagées à ce dernier point de vue, les déviations utérines se font : en avant, en arrière ou sur les côtés.

Si elles s'opèrent au dessus du détroit supérieur, comme on le constate quelquefois à une époque plus ou moins avancée de la grossesse, elles prennent le nom d'obliquités.

Lorsqu'au contraire elles s'opèrent dans le petit bassin, on leur a donné le nom de versions, et, suivant la direction que prennent l'axe et le fond de l'organe, on les a distinguées en : antéversion, rétroversion ou latéroversion.

En certaines circonstances le col, au lieu de suivre le mouvement de bascule, s'infléchit sur le corps de l'utérus ; l'organe ressemble sensiblement alors à une cornue et la version se trouve transformée en une autre variété de déplacements auxquels on donne les noms d'antéflexion, de rétroflexion ou de latéroflexion. Disons en passant que, parmi ces dernières, l'antéflexion et la rétroflexion sont celles que l'on rencontre le plus ordinairement.

A l'état de vacuité, ces différentes variétés de déviations, quoique susceptibles de déterminer des accidents variés, peuvent passer inaperçues ; mais lorsqu'elles se produisent pendant les premiers mois de la gestation, elles donnent quelquefois lieu à des accidents sérieux, sur le pronostic et le traitement desquels nous nous proposons d'insister.

La rétroversion utérine, pendant la grossesse, n'a pas été connue des anciens ; ce n'est guère qu'à partir du siècle dernier qu'il en est fait mention dans les ouvrages classiques, et, jusque dans ces vingt dernières années, les cas de ce genre, bien observés, étaient en nombre assez restreint, puisque Depaul, dans trente années de pratique, dit n'en avoir observé qu'une dizaine de cas ; que Paul Dubois n'en avait guère observé davantage ; et que son père, dans sa longue carrière, n'avait jamais eu l'occasion de constater cet accident.

C'est cette rareté relative qui nous a engagé à publier les deux cas que nous avons observés. Le premier se rapporte à une rétroversion, au 3ᵉ mois de la grossesse, qui s'est terminée par l'avortement. Dans le second il s'agit d'une rétroflexion dont la réduction s'est opérée spontanément, trois mois et demi environ après la conception.

OBSERVATION I. (1) — *Rétroversion de l'utérus.* — *Grossesse de trois mois.*
— *Rétention d'urine.* — *Avortement.*

Élise R......, âgée de 31 ans, mariée, entre à l'hôpital Sainte-Eugénie, salle Saint-Augustin n° 16, le 16 avril 1880.

Cette femme a eu successivement cinq fausses couches depuis dix ans, et deux couches à terme dans lesquelles on dut appliquer le forceps ; les enfants sont morts. Les fausses couches avaient généralement lieu de deux à cinq mois après la conception.

---

(1) Recueillie par M. Leleu.

Au dire de la malade, elle serait enceinte d'environ trois mois, ses règles ayant apparu pour la dernière fois au commencement du mois de janvier. Il y a huit jours, à la suite des fatigues d'un déménagement, elle ressentit des douleurs dans les reins et le bas-ventre, et pendant six jours urina avec peine ; depuis deux jours la rétention d'urine est complète, et les douleurs qu'elle éprouve la forcent à entrer à l'hôpital.

La palpation de l'abdomen qui est distendu, permet de constater sur la partie médiane une tumeur sphérique, fluctuante, mate à la percussion et remontant jusqu'à deux travers de doigt au dessous de l'ombilic. Le toucher vaginal, pratiqué avant l'évacuation de l'urine, permet de constater que l'utérus est en rétroversion ; le col, difficilement accessible est situé en haut, contre la partie supérieure du pubis, son orifice dont on ne peut atteindre que la lèvre postérieure regarde en avant. Une sonde introduite dans la vessie donne issue à 1500 gr. d'urine normale. Au fur et à mesure que la vessie se vide, on sent le col descendre et devenir un peu plus accessible ; le cul-de-sac recto-vaginal a disparu et se trouve rempli par une tumeur qui n'est autre que le tissu utérin hypertrophié et descendant dans l'excavation du sacrum, cette tumeur jouit d'une certaine mobilité. Le toucher rectal permet de constater que l'intestin est comprimé par le fond de la matrice.

Un grand bain est prescrit ainsi que le cathétérisme qui sera répété trois fois par jour.

17 avril. — La malade a rendu hier dans la journée 2150 grammes d'urine ; le cathétérisme pratiqué au moment de la visite donne issue à 900 gr. Par le toucher vaginal on arrive facilement sur le col, mais on ne peut encore dépasser la lèvre supérieure ni accrocher le col.

18. — Des lavements répétés sont donnés à la malade pour vaincre la constipation dont elle se plaint ; le soir à 5 heures, en allant à la garde-robe, soudain l'utérus se contracte et la femme avorte sans aucune douleur. Hémorrhagie qui s'arrête par la titillation du col, le placenta n'étant pas décollé on ne fait pas d'effort pour l'extraire.

19. — Le col est si élevé qu'il est impossible de l'atteindre. En refoulant en haut le fond de l'utérus avec un tampon d'ouate, on l'abaisse suffisamment pour pouvoir introduire le doigt dans son orifice. On sent, en même temps que le cordon, une portion du placenta

qui paraît adhérent. Quelques tractions légères exercées sur le cordon ombilical arrachent ce dernier qui revient avec un morceau de cotylédon ; dans la crainte de voir le placenta se déchirer, le col se refermer et emprisonner ses débris, aucun nouvel effort d'extraction n'est tenté : on laisse le placenta engagé dans l'orifice du col, abandonnant les choses à la nature. Injections phéniquées au 1,100°.

20. — Une partie du placenta passe à travers la vulve ; une autre portion reste encore dans l'utérus. Même prescription. Le cathétérisme est pratiqué trois fois par jour.

21.— Résection de la portion de placenta située entre les lèvres de la vulve et dans le vagin. Le toucher permet de constater qu'il n'y a plus que quelques cotylédons engagés à travers l'orifice du col. Trois injections phéniquées par jour.

22. — La malade urine seule. Pas de complications.

23. — La température atteint ce matin 38°7. La malade continue à uriner seule. Injection matin et soir au 2/100°.

24. — On ne sent plus rien dans l'orifice du col.

25-26. — État satisfaisant. Le col est facilement accessible. Rien de particulier.

30 avril. — La femme rétablie demande son exeat. Elle reviendra dans un mois pour faire traiter sa rétroversion. La température, qui est restée à cheval sur 38°, n'a atteint 38°7 qu'une seule fois, sans avoir dépassé 38°4.

OBSERVATION II. (1) — *Rétroflexion utérine — Grossesse de trois mois. Rétention d'urine. — Guérison.*

Rosalie R......, 36 ans, ménagère, entre à l'hôpital Ste-Eugénie, salle St-Augustin n° 10, le 29 mai 1884.

30 mai. — Cette femme, bien portante habituellement, a déjà eu trois accouchements normaux. La menstruation a toujours été régulière dans l'intervalle de ses différentes grossesses et depuis son dernier accouchement qui remonte à deux ans. Elle entre à l'hôpital soi-disant pour une incontinence d'urine.

Depuis trois ou quatre jours, la miction ne s'exécute plus d'une manière régulière, en ce sens qu'il lui est impossible d'uriner, même

---

(1) Observation recueillie par M. Voituriez, interne du service.

au prix d'efforts prononcés ; les organes génitaux sont constamment baignés par l'urine. La malade accuse des douleurs lombaires et abdominales très vives, plutôt gravatives qu'expulsives ; elle nous apprend en outre que, depuis le début des accidents qui l'obligent à entrer à l'hôpital, elle est en proie à une constipation opiniâtre. Ses règles n'ont pas reparu depuis deux mois et demi, et elle nous dit avoir ressenti les différents troubles qui ont accompagné, à leur début, ses grossesses précédentes.

A l'inspection on trouve le ventre volumineux, et la palpation permet de constater la présence d'une tumeur nettement fluctuante, située sur la ligne médiane et remontant jusqu'à l'ombilic.

En pratiquant le toucher vaginal on constate, en premier lieu, que le vagin est considérablement rétréci, le doigt, gêné dans sa progression, se trouve repoussé contre le pubis par une tumeur qui obstrue presque complètement ce conduit. On arrive néanmoins, mais avec de grandes difficultés, sur le col qui est un peu abaissé, ramolli, et dans l'orifice duquel l'extrémité de l'indicateur peut pénétrer. Il n'existe plus de trace du cul-de-sac antérieur. Ces différents signes fournis par l'exploration et l'odeur particulière du liquide qui baignait la vulve, nous indiquaient suffisamment que la tumeur abdominale ne devait être autre que la vessie distendue par l'urine ; en conséquence, je me mets en devoir de pratiquer le cathétérisme.

Je constate au premier abord que le méat urinaire est fortement attiré en haut et en arrière. La sonde de trousse ordinaire, introduite dans cet orifice, se trouve arrêtée dans le canal, et les différentes tentatives auxquelles je me livre sont douloureuses et arrachent des cris à la patiente.

Un doigt est alors introduit dans le vagin pour déprimer, autant que possible, la paroi recto-vaginale refoulée contre le pubis, dans l'espoir de pouvoir abaisser suffisamment le pavillon de la sonde entre les cuisses de la patiente et de glisser l'instrument de bas en haut ; mais le bec de la sonde se trouve de nouveau arrêté et cette seconde tentative reste aussi infructueuse que la première. Je ne parviens à pénétrer dans le réservoir urinaire qu'au moyen d'une sonde en gomme élastique ordinaire conduite avec douceur. L'issue de 1800 gr. environ d'une urine un peu foncée procure un soulagement immédiat.

Le toucher vaginal, pratiqué de nouveau, permet de constater que le col, qui a conservé la direction notée primitivement, vient s'appliquer directement contre la face postérieure du pubis ; le doigt peut cependant pénétrer entre ces deux organes et constate que le cul-de-sac antérieur est à peine marqué. Immédiatement en arrière du col, on sent un sillon assez profond, au sortir duquel on tombe sur une tumeur dure et uniformément régulière, refoulant en avant le cul-de-sac postérieur et la paroi recto-vaginale. Si l'on combine le toucher vaginal avec le toucher rectal, on peut comprendre entre les doigts une tumeur du volume du poing, également dure et sphérique, mais dont on ne peut atteindre la limite supérieure avec le doigt introduit dans l'intestin. Cette tumeur, qu'il est impossible de refouler en haut, jouit cependant d'une mobilité relative et peu étendue ; les tentatives de refoulement sont douloureuses. — L'exploration du ventre montre que la tumeur liquide s'est affaissée et a disparu ; de plus, l'utérus est inaccessible à la palpation de ce côté. — Diagnostic : rétroversion utérine accompagnée de grossesse. — Traitement : le cathétérisme sera pratiqué trois fois par jour. Grand bain, repos absolu, lavements émollients pour vider le rectum.

31. — Plus de douleurs abdominales. Le lavement prescrit la veille n'a pu pénétrer dans le rectum : on y reviendra. Une cuillerée à soupe de magnésie calcinée.

1er juin. — Selle assez abondante après l'administration de deux nouveaux lavements. Le cathétérisme est répété trois fois dans les 24 heures.

2. — Le cathétérisme continue à se faire avec facilité au moyen de la sonde de gomme. On est obligé de le pratiquer incomplètement à cause des douleurs vives que la malade accuse quand on vide totalement la vessie. Rien de particulier au toucher.

4 juin. — Depuis hier la malade urine seule, les fonctions de l'intestin s'exécutent normalement. Malgré la défense qui lui en a été faite, la malade est restée levée tout l'après-midi.

5. — Depuis la nuit dernière cette femme ressent des douleurs périodiques et de courte durée dans les reins et le bas-ventre.— 1/4 de lavement laudanisé (20 gouttes), repos absolu dans le décubitus horizontal.

6-7. — Plus de douleurs.

8. — Quelques pressions exercées sur la tumeur par le vagin ne permettant pas de dégager l'utérus de l'excavation , on n'insiste pas et il est décidé qu'on recourra à l'usage du pessaire de Gariel, introduit dans le rectum , et dont on augmentera la dilatation progressivement.

10. — Avant de procéder à l'introduction dans le rectum de la pelote-pessaire, le toucher vaginal est pratiqué de nouveau ; nous sommes surpris de ne plus trouver trace de la tumeur. La malade nous dit alors avoir ressenti la veille au soir, dans un mouvement qu'elle fit pour se coucher sur le côté , quelque chose qui se serait déplacé dans le ventre , et que depuis lors elle éprouve un grand bien-être. Le palper abdominal permet en effet de constater la présence d'une tumeur qui remonte jusqu'à trois travers de doigt au dessus du pubis et qui n'est autre que le fond de l'utérus , ainsi que le révèle le toucher vaginal combiné au palper abdominal.

20. — Jusqu'au 20 la malade a gardé le repos absolu au lit , afin d'éviter le retour de la rétroversion. L'utérus occupe sa situation normale.

27. — La malade sort guérie.

Le pronostic des déplacements en arrière de l'utérus gravide, bien que ceux-ci soient loin de se terminer toujours d'une manière funeste, et les deux cas que nous avons relatés en sont la preuve, doit cependant être considéré comme sérieux, non seulement en raison de l'intensité avec laquelle se manifestent parfois les accidents habituels et constants, nous pourrions dire obligatoires, auxquelles ces déviations donnent naissance, mais en raison surtout de complications qu'on ne peut prévoir et qu'il faut toujours redouter.

Il nous suffira donc de retracer, aussi brièvement que possible, l'histoire de ces accidents et de ces complications pour mettre suffisamment en lumière la gravité que peuvent présenter la rétroversion et la rétroflexion utérines pendant la grossesse.

. Ce qui frappe surtout, quand on compulse les observations relatées dans les différents travaux, publiés sur la matière, c'est que la scène débute toujours ou presque constamment par des troubles du côté de la miction et de la défécation, troubles qui, en certaines circonstances, ne revêtent point de caractères autrement alarmants, mais qui, dans certains cas particuliers, peuvent constituer à eux seuls des accidents de la dernière gravité.

La dysurie dont les malades se plaignent au début, ne tarde pas, en général, à se transformer en rétention complète ou incomplète. Parfois l'urine coule par regorgement et la patiente, ne se doutant point de la nature et de la gravité de l'obstacle apporté au libre cours des urines, se croit atteinte, comme dans notre second cas, d'une simple incontinence d'urine ; elle peut inconsciemment induire le médecin en erreur, ou même, complétement rassurée à cet égard, sinon refuser de laisser procéder à un examen local, du moins l'ajourner quelquefois et aggraver par le fait même sa situation. Dans la pratique hospitalière, il arrivera rarement au médecin de se heurter à de semblables écueils, tout autres sont les conditions de la clientèle. Aussi ne saurait-il trop insister pour persuader à la patiente qu'il y a, pour elle et pour lui nécessité absolue de rechercher quelle peut être la véritable cause de ses douleurs ; d'autre part comme il ne lui serait pas toujours aisé de reconnaître cette cause s'il limitait son examen à l'uréthre et à la vessie, il devra tout d'abord procéder à l'examen du vagin et de l'utérus. Neuf fois sur dix, en effet, d'après les recherches de Lawrence, l'émission difficile ou la rétention d'urine, chez la femme, sont occasionnées par un déplacement partiel ou total de l'utérus qui comprime ou dévie le canal de l'urèthre.

Ces compressions de l'urèthre n'entraînent pas toujours la rétention complète, et, sans uriner par regorgement, les malades arrivent encore parfois, au prix d'efforts inouïs ou en prenant différentes postures, à chasser goutte à goutte une certaine quantité d'urine et à vider ainsi incomplètement leur vessie. Mais bientôt celle-ci s'enflamme, l'urine d'abord louche, fortement colorée et parfois teintée de sang ne tarde pas, surtout si la cause est méconnue, à devenir purulente, fétide, ammoniacale et l'on voit alors se déclarer un état général grave. Depaul (1) cite le cas d'une femme atteinte de rétention d'urine, provoquée par une rétroversion de l'utérus gravide prise pour une grossesse extra-utérine, et qui vit, dans l'espace de quelques jours, son ventre prendre rapidement un volume considérable ; cette malheureuse avait maigri d'une manière inquiétante, se trouvait en proie à des souffrances qui l'obligeaient à garder le lit et, d'autre part, était tourmentée par une soif ardente qui lui faisait absorber plusieurs litres de tisane par jour.

Là ne se bornent pas toujours les troubles vésicaux, car on a cité des exemples de paralysie persistante (2), de gangrène (3), et même de rupture ayant amené la mort rapidement. Ajoutons cependant que ce dernier accident est peu fréquent, en raison sans doute du développement considérable que le réservoir urinaire est susceptible d'atteindre, chez la femme notamment. Il n'est pas rare, en effet, de voir la vessie se distendre, dans le cas de rétention, au point de contenir quatre et cinq litres d'urine. Parent (4) a trouvé sept et huit litres, Reynick (5) vingt litres ; ces derniers faits sont tout à fait exceptionnels.

Les cas de rupture reconnaissent généralement comme causes essentielles, la gangrène des parois vésicales ou la distension de cet organe portée à son suprême degré ; mais, en

---

(1) Depaul. *Leçons de clinique obstétricale,* 1872-1876.

(2) Hodden. *The Lancet,* 1880.

(3) Krukenberg, à propos d'un cas de gangrène de la vessie produite par la rétroversion de l'utérus gravide, observé à la clinique gynécologique de Bonn, a réuni les observations éparses. Son cas porte à 11 le nombre des faits de gangrène relatés. (Hayem, t. 22, p. 593.)

(4) Parent. *Gaz. méd. de Paris,* 1831.

(5) Reynick. *Disp. med. de uteri delapsu, suppressionnis urinæ et subseq. mortis causâ.* Gadeni, 1732.

certaines circonstances, on a vu la déchirure se produire sous l'influence des efforts de la malade qui s'épuise en vain, dans, l'espoir d'émettre quelques gouttes d'urine et d'obtenir un soulagement à ses angoisses.

On admet généralement que les déviations en arrière peuvent se produire brusquement ou s'opérer d'une manière lente. Dans le premier cas, la rétention se produit tout à coup, elle est d'emblée absolue et les parois de la vessie s'amincissent à mesure que celle-ci se distend. Dans le second cas, au contraire, la rétention d'abord incomplète s'accroît progressivement et c'est alors que surviennent, du côté des parois vésicales, des phénomènes inflammatoires d'intensité et d'étendue variables, ainsi que l'autopsie l'a parfois révélé. Nous nous sommes demandé si ce dernier mode de production de la rétention n'a pas joué, dans les cas de rupture, le rôle de cause déterminante. Nous nous rattacherions volontiers à cette idée, quoique les quelques observations où cet accident se trouve mentionné, soient muettes à cet égard.

Les désordres anatomiques consistent le plus souvent en un épaississement parfois considérable des parois de la vessie, s'accompagnant d'une vascularisation intense et en plaques de la muqueuse. (1) Cette dernière ainsi qu'une portion de la musculeuse ont été trouvées mortifiées et détachées dans une partie de leur étendue (2). Wittich d'Eisenach (3) a recueilli des membranes sphacélées, expulsées pendant la miction, dans un cas où la femme guérit après avoir avorté. Enfin, la gangrène (4) de toute l'épaisseur de la vessie a été relatée dans différentes observations. Notons, en dernière analyse, la propagation de l'inflammation aux uretères et aux reins et, comme complication ultime et consécutive, l'apparition de phénomènes

---

(1) Moldenhauer. *Arch. für Gyn.*, VI.

(2) Schatz. *Arch. für Gyn.*, I.

(3) Wittich. *Gaz. méd. de Paris*, 1849.

(4) Lynn et Hunter, in *Charles*. (Des déplacements en arrière de la matrice pendant la grossesse.)

— 11 —

d'intoxication urémique ainsi que Barnes (1) l'a constaté quatre fois.

Les différents degrés admis par Depaul et Hubert, de Louvain, dans la rétroversion comme dans la rétroflexion utérine rendent parfaitement compte des troubles variés apportés à l'acte de la miction, depuis la simple dysurie jusqu'à la rétention complète, et nous expliquent d'autre part les difficultés du cathétérisme en certains cas.

Ainsi qu'on l'a vu plus haut (obs. II), il nous a été impossible de pénétrer dans la vessie avec la sonde de trousse ordinaire, même en prenant la précaution de déprimer autant que possible le cul-de-sac postérieur du vagin, fortement refoulé en avant par le corps de l'utérus, et nous avons dû recourir à l'usage de la sonde en gomme élastique, pour ne point nous exposer à déchirer le canal et à faire fausse route.

Depaul (2) a rencontré chez sa malade le méat fortement attiré en haut et en arrière. Pour trouver cette ouverture il lui fallut écarter largement les grandes et les petites lèvres et porter la sonde presque directement de bas en haut, en longeant la face interne du pubis.

Spencer Wells (3) de son côté a pu constater que, dans certains cas de tumeur utérine ou ovarienne fixée dans le bassin, on ne pouvait atteindre et vider la vessie qu'à l'aide d'un cathéter long et mince.

Chantreuil (4) fut obligé, pour faire pénétrer la sonde dans la vessie, de repousser en arrière avec le doigt le col de l'utérus qui comprimait l'urèthre.

Enfin, la compression du canal, les inflexions et les courbures anormales qu'il présente, sont quelquefois tellement prononcées, qu'on ne peut, ainsi qu'a dû le faire le Dr Jobbé-

---

(1) Barnes, in *Charles*.
(2) Depaul, *loc. cit.*
(3) Sp. Wells. Traduct. du Dr Rodet.
(4) Chantreuil, *loco cit*.

Duval, qu'y introduire une sonde en caoutchouc presque
filiforme.

La constipation est, avec la rétention d'urine, l'accident le
plus fréquemment observé dans les déplacements en arrière
de l'utérus gravide. Quoiqu'elle éveille moins souvent l'atten-
tion que la précédente, parce qu'elle est un phénomène habi-
tuel de la grossesse, elle a cependant, au point de vue du pronostic, une importance réelle. Habituellement on parvient à
s'en rendre maître au moyen de laxatifs légers ou de lavements
répétés ; cependant, quand ces derniers ne peuvent pénétrer
dans le rectum, il faut y prendre garde, sous peine de voir,
ainsi que l'a constaté Depaul, survenir une accumulation de
fèces dans l'intestin au-dessus de la fosse iliaque. Cette rétention de matières fécales, outre qu'elle est un symptôme fâcheux
par elle-même, peut devenir le point de départ de complications
nouvelles, soit en déterminant du côté de l'intestin des lésions
analogues à celles observées du coté de la vessie : (1) soit en
apportant à la réduction, sinon un obstacle absolu, du moins
une barrière parfois difficilement franchissable.

La vulve et le vagin sont souvent œdématiés et quelquefois
le siège d'excoriations et de plaques gangréneuses reconnais-
sant pour cause la gêne de la circulation.

L'avortement qu'on ne saurait, à proprement parler, consi-
dérer comme un des modes de terminaison des déplacements
qui nous occupent, puiqu'en général ceux-ci persistent après
l'expulsion du fœtus, est également une complication assez
fréquente. Tantôt il se manifeste spontanément surtout lorsque
l'enclavement tend à augmenter, tantôt il reconnaît pour cause
la persistance de la rétention des matières fécales et de l'urine.
Il est souvent aussi le résultat des différentes manœuvres
auxquelles le chirurgien se trouve parfois forcé de recourir
pour procéder au redressement.

(1) Wilczek a trouvé dans une autopsié les intestins enflammés et ulcérés.

Indépendamment de la gravité qui lui est particulière, à cette époque de la gestation, il est rendu plus redoutable en raison des difficultés qu'on rencontre parfois à pratiquer la délivrance, surtout si, une fois l'œuf expulsé, la matrice reste déviée. On ne saurait trop recourir dans ces cas à une sage temporisation, laissant à la nature, ainsi que nous l'avons fait dans la première observation, le soin d'expulser le placenta et faisant bénéficier la patiente des ressources que met à notre disposition la méthode antiseptique.

La crainte de l'avortement ne saurait être cependant un motif suffisant d'abstention en présence d'accidents graves qui menacent à la fois la mère et l'enfant et qu'on désespère de vaincre par des moyens plus doux. Il devient même, ainsi que nous aurons l'occasion de le voir, à propos du traitement, l'extrême ressource dans les cas où la réduction est impossible.

En certaines circonstances, la rétroflexion de l'utérus gravide, comme celle de l'utérus à l'état de vacuité, est la conséquence de brides inflammatoires dont la rupture, à la suite de tentatives de réduction, peut déterminer une péritonite mortelle, ainsi que l'a observé Bernutz. (1)

La péritonite avec le cortège de ses symptômes habituels est également encore une des complications de la rétroversion utérine, soit qu'elle se déclare primitivement, sous la seule influence de la distension du réservoir urinaire, ou qu'elle soit consécutive à la rupture de ce dernier et à l'avortement, soit même qu'elle reconnaisse pour cause les efforts méthodiques de réduction, couronnés ou non de succès.

Pour compléter cet aperçu au point de vue du pronostic, signalons encore la possibilité de la déchirure de la paroi postérieure du vagin et du périnée, produite par le fond de la matrice violemment poussée par les efforts énergiques de la

---

(1) Bernutz, *loc. cit.*

malade, ainsi que la gangrène de ces parois, suivie d'une véritable perforation par laquelle l'utérus peut venir faire saillie au dehors (1). Enfin, on trouve dans la science quelques cas dans lesquels, l'utérus ayant contracté par son fond des adhérences avec le rectum, une communication s'est établie entre les deux organes et le fœtus altéré a pu être expulsé par fragment à travers l'intestin.

Merriman (2) a rassemblé plusieurs faits pour montrer la possibilité de cette terminaison. Bien que Dewees, Boivin et Duguès aient soutenu que les cas, décrits par Merriman, se rapportaient à des grossesses extra-utérines, on ne saurait nier la possibilité de ce mode de terminaison. Guichard de Troyes en a rapporté un fait probant dans la *Gazette médicale de Paris* en 1856.

Ces différents modes de terminaison, quoique rares et exceptionnels, sont cependant de nature à faire comprendre toute la gravité que peuvent présenter ces deux variétés de déplacement ; et, comme c'est presque toujours dans les cas d'enclavement que les femmes, atteintes de rétroversion ou de rétroflexion de l'utérus gravide, réclament les soins du chirurgien, celui-ci s'attachera surtout à obtenir la réduction de la déviation pour éviter l'avortement et ses suites, et permettre à la grossesse de suivre son cours normal jusqu'à terme. Telle est la question que nous allons aborder et qui constituera la seconde partie de ce travail.

Le traitement comporte trois méthodes qui sont : 1° l'expectation ; 2° la réduction manuelle ; 3° la réduction instrumentale ; nous y ajouterons, comme corollaire, la déplétion de l'utérus si la réduction n'a pu être obtenue.

---

(1) Mayor de Lausanne et Grenser de Dresde. *Monatschrift für geburstkunde.* Berlin 1852.

(2) Merriman, in Charles, *loco cit.*

1° *Expectation*. — Il est bien entendu, dit Depaul, qu'il ne s'agit pas ici de rester simple spectateur des souffrances de la malade, en laissant au temps le soin de faire cesser les accidents. Il ne saurait être question que d'une expectation relative pendant laquel'e on s'attachera à combattre les phénomènes prédominants et à lever les obstacles qui pourraient s'opposer à la réduction C'est dans ce but qu'on facilitera l'évacuation des matières alvines et qu'on recourra au cathétérisme plusieurs fois répété dans les 24 heures ; méthode dont le mérite revient à Denman et sur l'utilité de laquelle il a le premier insisté avec raison.

Ainsi que nous avons dû le faire chez une de nos malades, on devra ne vider qu'incomplètement la vessie lorsque le cathétérisme deviendra douloureux après l'évacuation d'une certaine quantité d'urine. D'autre part, dans les cas de distension excessive du réservoir urinaire, cette réserve deviendra la règle et on se gardera bien alors de le vider complètement et en une seule séance, l'évacuation trop brusque pouvant déterminer la rupture de vaisseaux et être suivie d'accidents analogues à ceux relatés par Sampton (1) et Kroner (2).

Ajoutons que, dans les cas où le cathétérisme serait rendu impraticable par les causes que nous avons énumérées plus haut, on ne devrait point hésiter à recourir à la ponction capillaire aspiratrice de la vessie. Nous ne sachions pas que

---

(1) Sampton a observé une jeune femme de 30 ans, atteinte, depuis plusieurs semaines, de rétention d'urine consécutive à la rétroversion d'un utérus gravide de 4 mois. Le jour de son entrée à l'hôpital, on évacua 5 litres d'urine ; le lendemain le cathétérisme donna issue à 2 litres d'une urine fortement chargée de sang liquide et en caillots. La malade mourut au bout de trente-six heures dans le collapsus. (*The Lancet*, 21 oct. 1882.)

(2) Kroner relate un cas dans lequel l'évacuation de 5 litres d'urine claire fut suivie, au bout d'une demi-heure, de syncope avec vomissements et distension de la vessie. On retira à ce moment 2 litres 1/2 de sang avec caillots. L'hémorrhagie vésicale continua les jours suivants et amena la mort, bien que la réduction se fût opérée. (*Centralblatt für gyn.*, n° 48, 1882.)

jusqu'ici cette nécessité se soit imposée fréquemment, mais nous n'hésiterions point pour notre part à y recourir, à l'exemple de Barnes, l'expérience ayant surabondamment démontré l'innocuité de ce genre d'intervention.

Telle sera donc la première indication que le praticien aura à remplir, à moins qu'il ne se trouve appelé à une période avancée, qui ne soit plus justiciable de ces simples moyens, et dans laquelle une intervention immédiate soit rendue nécessaire par la menace d'accidents graves.

On sera d'autant plus autorisé à recourir à ce traitement en quelque sorte prophylactique, que la réduction spontanée s'opère fréquemment, sous l'influence de la seule régularisation de la miction et de la défécation, pourvu qu'on ait soin d'y adjoindre le repos le plus absolu, soit dans le décubitus horizontal, la femme couchée sur le dos ou sur le ventre, soit dans le décubitus latéral. Chantreuil (1) cite le cas d'une femme enceinte observée par Bernutz et que l'on croyait atteinte d'un fibrome de la paroi postérieure de l'utérus. Ce prétendu fibrome n'était autre chose qu'une rétroflexion, et, le jour ou Bernutz se rendit auprès de la malade, il se trouva que sous la seule influence du séjour au lit, cette déviation avait tout à fait disparu, en sorte que le cul-de-sac postérieur était libre. Ahlfed recommande de faire coucher la femme, deux ou trois fois par jour lorsque la vessie est vidée, une heure durant sur le côté droit. Cette méthode lui aurait fréquemment réussi (2).

On ne saurait, d'autre part, trop insister sur l'utilité du repos absolu auquel certaines malades se soumettent difficilement, et en quelque sorte à contre-cœur, une fois qu'on les a débarrassées des douleurs provoquées par le ténesme vésical ou rectal qui, pour elles, constituent seules leur affection.

---

(1) *Loc. cit.*
(2) *Berlin. Klin. Woch.*, n° 36, sept. 1880.

Cetle précaution cependant n'est pas illusoire. Nous savons en effet que l'enclavement consécutif aux déviations utérines au début de la gestation, ne retentit pas seulement sur la vessie et le rectum, mais qu'il détermine encore rapidement une congestion de tous les organes pelviens, congestion dont il ne peut qu'augmenter l'intensité par sa persistance, qu'il en soit la cause ou l'effet, et qui suffit du reste à elle seule pour provoquer l'avortement ; la station debout et la marche ne peuvent qu'entretenir cette congestion, la rendre plus intense et partant plus dangereuse.

Tels sont, rapidement esquissés, les indications et les résultats de l'expectation ; malheureusement cette méthode est loin d'être toujours couronnée de succès et quelquefois, ainsi que l'a observé Gallard (1), le cathétérisme ne produit aucune amélioration, les lavements n'ont point d'effet et les accidents persistent. Il serait imprudent de s'opiniâtrer dans cette voie et il devient alors nécessaire de recourir à d'autres méthodes.

2º *Réduction manuelle.* — Le manuel opératoire de cette méthode diffère suivant les cas et varie avec les auteurs qui l'ont préconisée.

La réduction manuelle est le procédé qui se présente naturellement à l'esprit et il semblerait, au premier abord, qu'il doive suffire d'aller accrocher le col avec le doigt, dans le cas de rétroversion, pour le ramener dans l'axe du vagin, ou de le repousser fortement en arrière dans la rétroflexion, pour voir le fond de la matrice se dégager, et l'organe tout entier reprendre dans le bassin la situation qu'il occupe quand les choses se passent normalement. Atteindre le but sans plus

____

(1) Chantreuil, *loc. cit.*

d'encombre serait assurément l'idéal de la méthode. L'intervention en certaines circonstances s'est bornée à cette simple manœuvre et Chantreuil (1), pour n'en donner qu'un exemple, cite un cas de rétroflexion dans lequel il a pu obtenir la réduction, en introduisant deux doigts dans le vagin, l'index portant le col en arrière, tandis que le médius repoussait le fond de l'utérus. Mais les choses sont loin de se passer toujours avec autant de simplicité, sans qu'il en coûte plus d'efforts au chirurgien et qu'il n'en résulte plus de risques pour la patiente.

La réduction manuelle, douloureuse en certains cas au point d'exiger la chloroformisation, est loin d'être toujours inoffensive, aussi bien pour l'embryon que pour la mère, et la nécessité de recourir à la méthode instrumentale, ainsi qu'il résulte d'observations publiées par des praticiens habiles autant qu'érudits, prouve que la méthode manuelle s'est parfois montrée insuffisante, malgré les procédés variés que nous allons maintenant exposer succinctement.

Certains chirurgiens introduisent deux doigts dans le rectum, et ces deux doigts, portés aussi loin que possible, repoussent la matrice au-dessus de l'angle sacro-vertébral.

Lorsque l'utérus est déjà enclavé fortement au-dessous de l'angle sacro-vertébral, la réduction peut être tentée par le procédé de Grégoire, dont nous empruntons au traité de chirurgie gynécologique de Leblond, la description tirée du mémoire de Charles : « Un ou deux doigts sont introduits dans le vagin, le dos vers la symphyse pubienne, pendant que les doigts de l'autre main pénétrent dans le rectum, le dos tourné vers le sacrum. Les deux mains agissent en sens contraire pour replacer l'utérus : le col est attiré en bas et en arrière, le fond est repoussé en haut et en avant. On doit diriger le fond vers une des articulations sacro-iliaques et le col vers la cavité

______

(1) Idem.

cotyloïde opposée, afin que le fond de l'utérus ne se trouve pas accroché par l'angle sacro-vertébral » (1)

D'autres ne se servent que d'un doigt placé dans l'intestin, lorsqu'il s'agit d'une grossesse peu avancée (trois mois ou trois mois et demi par exemple) et en particulier quand on a affaire à une primipare.

Depaul, combinant les méthodes manuelle et instrumentale, essaya, mais sans succès, de faire basculer l'utérus à l'aide d'un levier porté dans le vagin, sous le pubis, et qui devait déprimer le col utérin, tandis qu'un aide repoussait en haut le corps de l'organe avec les doigts insinués dans le rectum.

On peut également glisser deux doigts dans le vagin au-dessous du fond de la matrice et essayer de le refouler, ou bien introduire la main tout entière dans ce conduit et même le poing ainsi que l'ont fait Négrier, Godefroy, Gérard et Gosselin. Enfin, on a eu recours à la main introduite entièrement dans le rectum, malgré tout ce que ce procédé offre de barbare.

Cette variété dans les procédés mis en usage, nous montre qu'aucun d'eux ne saurait être conseillé à l'exclusion des autres. En cas d'échec, ainsi que le fait observer Depaul, le chirurgien devra passer de l'un à l'autre, les combiner même entre eux, la réduction ne s'obtenant parfois que grâce à des tentatives variées.

La réduction dans les cas faciles peut se pratiquer dans la position obstétricale ordinaire, mais en général il est avantageux de faire prendre à la patiente des situations différentes, correspondant aux divers procédés. Ainsi Gallard et Depaul conseillent de placer la femme sur les genoux et les coudes, qu'on introduise les doigts et même la main dans le vagin ou le rectum.

Le seul effet de la pression atmosphérique dans la position à genoux avec appui antérieur sur la poitrine aurait suffi, dans

---

(1) *Traité élémentaire de chirurgie gynécologique*, par A. Leblond Paris 1878.

quatre cas (1), pour amener le redressement de rétroversions de l'utérus gravide.

En d'autres circonstances, la femme est placée sur le bord de son lit comme pour une application de forceps.

Godefroy de Rennes, d'après Charles, conseille de placer la

---

(1) I Redressement de la rétroversion de l'utérus gravide par la po ilion et la pression atmosphérique, par Paul Mundé (*Amer Journ. of Obst.* New-York, p. 292. Juin 1876).

II. L'auto-redressement d ns les déplacements de l'utérus gravide, par Henry Campbell (*Idem*, p. 684. Octobre 1826).

III. De la distension du vagin par l'air atmosphérique dans la position à genoux avec appui antérieur sur la poitrine, par H. Doughty (*Idem*, 561).

IV. De la pression pneumatique et de la position genu-pectorale dans la réduction des déplacements utérins, par A. Sibley-Campbell (*Idem*, p. 62. Janv. 1877).

Nous trouvons dans la *Revue des Sciences médic. les de Hayem* (t. X, 1877, p. 151) la relation succincte de ces quatre mémoires, d'après lesquels la réduction de la rétroversion de l'utérus gravide aurait été obtenue de la manière suivante :

« Dans les premiers jours du mois de janvier 1879, le Dr Mundé ayant essayé en vain, pendant deux jours de suite, de redres er par les procédés ordinaires, la femme étant dans la position à genoux appuyée sur les coudes, un utérus gravide de dix semaines, fut fort étonné de voir celui-ci reprendre tout à coup de lui-même sa position normale, au moment où, dans une dernière manœuvre, il relevait forte-ment le périnée à l'aide du spéculum de Sims, ce qui avait amené une irruption d'air dans le vagin et une distension considérable de ce canal. Un pessaire approprié, appliqué immédiatement, maintint la réduction. »

Nous ne suivrons point l'auteur dans l'interprétation qu'il donne du fait.

D'autre part, le Dr H. Campbell résume ainsi les conclusions de son travail : « Dans tous les déplacements de l'utérus gravide ou non gravide, c'est à la position à genoux avec appui antérieur *sur la poitrine* et *non sur les coudes*, et à la pres-sion atmosphérique, cette dernière étant l'agent réel et la condition *sine qua non* du replacement, que l'on doit avoir recours pour établir le diagnostic, redresser l'utérus et appliquer le pessaire. »

Depuis, le Dr Mundé a pu redresser un certain nombre d'utérus non gravides par ce procédé, qu'il considère comme des plus précieux et auquel il conseille d'avoir toujours recours avant d'employer les manœuvres ordinaires avec ou sans instruments. Seulement il insiste sur la position à genoux avec appui *sur la poi-trine*, et sur l'*usage du spéculum de Sims* pour relever le périnée. Ce mode de traitement est particulièrement utile chez les femmes enceintes, chez lesquelles l'emploi des autres moyens pourrait déterminer de la métrite ou provoquer l'avor-tement. (Carrière. *Revue des Sc. méd. de Hayem*, t. X, 1877, p. 152.)

malade au bord de son lit, sur lequel elle ne repose que par les cuisses et les jambes, tandis que la tête et les mains s'appuient sur le sol, de sorte que le tronc est renversé et à peu près vertical. Cette dernière position, extrêmement désagréable pour la patiente, aurait pour effet de supprimer toute pression des vicères abdominaux sur l'utérus.

Il nous paraît superflu d'ajouter que la vessie et l'intestin seront préalablement vidés, et qu'on ne devra tenter la réduction manuelle qu'après s'être entouré de toutes les garanties désirables contre l'éventualité d'une erreur de diagnostic. Nul n'ignore en effet à quel danger ces manœuvres exposeraient la patiente si, faute d'un examen suffisamment approfondi, on confondait avec les déviations utérines les tumeurs inflammatoires diverses dont le cul-de-sac postérieur est fréquemment le siège.

3° *Réduction instrumentale*. — Notre intention , avant de tenter la réduction manuelle par l'un ou l'autre des procédés décrits plus haut, avait été de recourir à l'emploi du pessaire à air de Gariel.

Ainsi que la chose est arrivée à d'autres avant nous, nous fûmes surpris, en pratiquant une dernière fois le toucher vaginal, au moment d'appliquer l'appareil, de constater que le cul-de-sac postérieur avait repris ses dimensions normales, en même temps que le palper abdominal nous permettait de sentir le fond de l'utérus et de retrouver l'organe tout entier dans sa situation habituelle.

Bernutz a eu recours avec succès au pessaire à air de Gariel, dans un cas de rétroflexion, dont la réduction s'opéra graduellement après trois applications du pessaire, laissé en place pendant deux heures environ à chaque séance. Il s'agissait d'une menace d'enclavement à deux mois et demi de gestation.

Voici en quoi consiste le mécanisme de cette application qui du reste est très simple (1).

Il suffit d'introduire dans le rectum, suivant la méthode de Favrot, un pessaire à air que l'on fait remonter jusqu'au niveau de la saillie formée dans l'intestin par le corps de l'utérus obliquement rétrofléchi. On insuffle alors la boule, qui est pleine et arrondie, en s'assurant par le toucher vaginal que l'on refoule bien le corps en avant. Ces applications sont généralement indolores aussi longtemps que l'instrument reste en place.

La deuxième application chez la malade de Bernutz aurait été suivie de coliques et de douleurs abdominales efficacement combattues par l'administration d'un 1/4 de lavement laudanisé; les deux autres n'auraient donné lieu à aucun phénomène particulier. Cette méthode ne présente donc aucun inconvénient et aurait, d'un autre côté, pour ce praticien, l'avantage, même dans le cas où elle échouerait, de faciliter ultérieurement la réduction manuelle, en rendant l'utérus plus mobile qu'avant l'application du pessaire.

Parmi les différents instruments à l'aide desquels la réduction de la matrice a été obtenue, figure en première ligne celui qui fut imaginé par Evrat et qui, dans tous les traités d'obstétrique, est désigné sous le nom de baguette d'Evrat. Cet instrument a la forme d'une baguette, courbée selon l'axe du bassin et garnie d'un tampon à son extrémité. Introduit dans le rectum, il refoule le fond de la matrice, par des pressions graduelles, en même temps que les doigts introduits dans le vagin agissent sur le col utérin, et cherchent à l'accrocher pour le ramener dans sa direction normale.

Ce procédé, qui a déjà donné de bons résultats en maintes circonstances, trouvera surtout son application dans les cas d'insuccès par la méthode manuelle ou bien lorsque cette

---

(1) Bernutz. *Arch. de Tocologie*, 1875, t. II.

dernière n'aura pu être mise en pratique à cause de l'étroitesse de la vulve ou de la résistance offerte par le globe utérin.

Nous ne citerons que pour mémoire la spatule imaginée par Petit, la cuiller proposée par Rœder, ainsi qu'une gorgeret se rapprochant beaucoup de la baguette d'Evrat.

Lorsqu'en dernier ressort, après de vaines tentatives et malgré des soins intelligents, on voit se déclarer des accidents généraux graves et susceptibles de mettre la vie de la malade en danger, on ne saurait s'en tenir là. Comme nous avons déjà eu l'occasion de le faire observer dans le cours de cette étude, l'avortement provoqué devient une ressource extrême dont on ne saurait cependant se dissimuler la gravité en certains cas, en raison de la difficulté qu'on éprouve à atteindre le col et par conséquent à faire pénétrer dans sa cavité l'agent provocateur. Il ne reste plus alors qu'à recourir à la ponction de l'utérus. Celle-ci devra être faite de préférence par le vagin, sur un point aussi rapproché que possible du col, afin d'éviter la lésion du péritoine ; elle permet d'autre part d'atténuer en partie la gravité de l'avortement en rendant plus efficaces les nouvelles tentatives de réduction, grâce à l'amoindrissement du volume de l'utérus.

Lille Imp. L. Danel.

LILLE. — IMPRIMERIE L. DANEL.